Juan Carlos Fain Binda

Técnicas sencillas para la enseñanza de Virología

Juan Carlos Fain Binda

Técnicas sencillas para la enseñanza de Virología

Aplicación de las viejas y eficientes técnicas del cultivo de virus en huevos embrionados de gallina

Editorial Académica Española

Impressum / Aviso legal

Bibliografische Information der Deutschen Nationalbibliothek: Die Deutsche Nationalbibliothek verzeichnet diese Publikation in der Deutschen Nationalbibliografie; detaillierte bibliografische Daten sind im Internet über http://dnb.d-nb.de abrufbar.
Alle in diesem Buch genannten Marken und Produktnamen unterliegen warenzeichen-, marken- oder patentrechtlichem Schutz bzw. sind Warenzeichen oder eingetragene Warenzeichen der jeweiligen Inhaber. Die Wiedergabe von Marken, Produktnamen, Gebrauchsnamen, Handelsnamen, Warenbezeichnungen u.s.w. in diesem Werk berechtigt auch ohne besondere Kennzeichnung nicht zu der Annahme, dass solche Namen im Sinne der Warenzeichen- und Markenschutzgesetzgebung als frei zu betrachten wären und daher von jedermann benutzt werden dürften.

Información bibliográfica de la Deutsche Nationalbibliothek: La Deutsche Nationalbibliothek clasifica esta publicación en la Deutsche Nationalbibliografie; los datos bibliográficos detallados están disponibles en internet en http://dnb.d-nb.de.
Todos los nombres de marcas y nombres de productos mencionados en este libro están sujetos a la protección de marca comercial, marca registrada o patentes y son marcas comerciales o marcas comerciales registradas de sus respectivos propietarios. La reproducción en esta obra de nombres de marcas, nombres de productos, nombres comunes, nombres comerciales, descripciones de productos, etc., incluso sin una indicación particular, de ninguna manera debe interpretarse como que estos nombres pueden ser considerados sin limitaciones en materia de marcas y legislación de protección de marcas y, por lo tanto, ser utilizados por cualquier persona.

Coverbild / Imagen de portada: www.ingimage.com

Verlag / Editorial:
Editorial Académica Española
ist ein Imprint der / es una marca de
OmniScriptum GmbH & Co. KG
Bahnhofstraße 28, 66111 Saarbrücken, Deutschland / Alemania
Email / Correo Electrónico: info@eae-publishing.com

Herstellung: siehe letzte Seite /
Publicado en: consulte la última página
ISBN: 978-3-639-78227-1

Técnicas sencillas para la enseñanza de Virología

Director

Fain Binda, Juan Carlos

Integrantes del proyecto

Profesionales

Telechea, Adriana; Sirera, Carlos; Galfré, Stella.
(Universidad J.A. Maza, Mendoza, Argentina)

Alumnos

Lausi, Ignacio Oscar; Jofré, Leonardo; Sirera, Carolina; Caliri, Martina.

2. DEDICATORIA

A todos aquéllos que posibilitaron el origen y desarrollo de la Facultad de Ciencias Veterinarias y Ambientales en la Universidad Juan Agustín Maza, de Mendoza, Argentina.

Méd. Vet. A. Duarte (decano), profesionales docentes, personal administrativo y de planta. Alumnos de la primera camada.

3. IN MEMÓRIAN

De la Casa de Monta y Escuela de Veterinaria, denominada "Escuela de Agronomía y Veterinaria y Haras de la provincia de Buenos Aires", posteriormente denominado "Instituto Agrícola Santa Catalina" por su creador, el Ing. Agrónomo Eduardo Olivera en 1872. Esta fue la primera cátedra de Veterinaria que funcionó en Argentina y América del Sur, en la Escuela Práctica de Agricultura de la Estancia de Santa Catalina, Llavallol, Lomas de Zamora, provincia de Buenos Aires; en memoria de sus primeros 16 alumnos (tres de ellos cursando veterinaria) y su cuadro profesoral original, cinco profesores belgas y uno francés. Director Vet. T.A. Tombeur (Francia). 6 de agosto de 1883.

4. AGRADECIMIENTOS

Dra. Gollán, A.
(Cátedra de Virología, Facultad de Veterinarias, Universidad Nacional del Litoral, Esperanza, Santa Fe, Argentina)

Dra. Craig, M.I.
(Instituto de Virología-CICVyA- INTA, Castelar. Laboratorio de Aves y Porcinos).

Granja Rodeo de la Cruz, Mendoza.

Dr. Sirera, A. (Veterinario de ese establecimiento)

5. PRÓLOGO

La Universidad Juan Agustín Maza, es una Institución privada, cuya sede central se encuentra en Av Acceso este, lateral sur 2245, de San José, Guaymallén, MENDOZA, ARGENTINA. Tel. 0261-4056200.

Sus autoridades son: Rector Prof. Médico Daniel Miranda. Vice-Rectora Académica: Dra. Viviana Catalano. Vice Rectora de Extensión Universitaria: Mg. Mónica Torrecilla. Ger. Admn. Cont. Renato C. Morelli.

Tiene una moderna edificación, distribuida en diferentes plantas.

Posee 5 sedes geográficas, distribuidas en un amplio territorio de la provincia de Mendoza y dedicadas a distintos aspectos educacionales, según las necesidades regionales.

Además de su sede central, posee las sedes de Valle de Uco (Tunuyán), Norte (Lavalle), Este (San Martín) y Sur (San Rafael).

Está constituido por 9 Facultades; Ingeniería; Farmacia y Bioquímica; Ciencias de la Nutrición; Periodismo; Educación; Kinesiología y Fisioterapia; Ciencias Veterinarias y Ambientales; Ciencias Empresariales y Jurídicas; Enología y Agroindustrias.

En sus nueve Facultades se dictan treinta carreras y numerosas especialidades correspondientes a pre-grado, grado y pos-grado.

La Facultad de Ingeniería dicta la carrera de pregrado Tecnicatura en Cartografía y Teledetección. La carrera de grado Ingeniería en Agrimensura y la de pos-grado Especialización en Geomática aplicada a los Procesos Ambientales.

La Facultad de Farmacia y Bioquímica dicta la carrera de `pre-grado Tecnicatura Universitaria Química Analista Industrial y las careras de grado Farmacia; Bioquímica.

La Facultad de Ciencias de la Nutrición dicta la carrera de grado de Nutrición, con el ciclo de Complementación Curricular: Licenciatura en Nutrición. Dicta la carrera de posgrado Especialización en Nutrición Pediátrica.

La Facultad de Periodismo dicta las carreras de pre-grado: Tecnicatura en Periodismo; Tec. en Locución; Tec. en Publicidad; Tec. en Realización audiovisual – Cine. Dicta las carreras de grado Licenciatura en Comunicación Social; Lic. en Publicidad; Lic. en Realización audiovisual-Cine. Dicta la carrera de posgrado Maestría en Comunicación Corporativa e Institucional.

La Facultad de Educación dicta las Carreras Educación Física; Profesorado de Matemáticas; Profesorado de Química; Profesorado de Ciencias Naturales; Profesorado Universitario para Profesionales; Licenciatura en Danza.

La Facultad de Kinesiología y Fisioterapia dicta las carreras Kinesiología y Fisioterapia; Terapia ocupacional; Podología.

La Facultad de Ciencias Empresariales y Jurídicas dicta las Carreras de Recursos Humanos; Dirección de Empresas; Contador Público Nacional; Abogacía; Tecnicatura Universitaria en Administración de consorcios, barrios cerrados, countries, propiedades y Jardines de Paz.

La Facultad de Enología y Agroindustrias dicta las carreras de Enología; Sommelier Universitario. Además, posee doble titulación internacional, con la Universidad de Borgoña (Francia) dictan Licenciatura en Ciencias de la Vid; con la Universidad privada San Juan Bautista (Perú) se dicta en conjunto Ingeniería en Enología y Viticultura.

Nos ocuparemos de nuestra Facultad (Ciencias Veterinarias y Ambientales - FCVA) y de nuestro trabajo.

La Facultad de Ciencias Veterinarias y Ambientales dicta las carreras de Veterinaria; Ciencias ambientales.

Para el dictado de la carrera de Veterinaria, la FCVA, además de laboratorios y aulas en su sede central, cuenta con un Hospital Universitario de Grandes animales en Lavalle, el cual consta de una Sala de cirugías mayores, sección de diagnóstico por imágenes de Rx y ecografía; consultorios externos, laboratorios de análisis clínicos, caballerizas.

En la sede central se encuentra una Unidad de Prácticas de Pequeños Animales (UPV) con: laboratorio de análisis clínicos y parasitarios, laboratorio de microbiología, consultorios externos, laboratorio de histopatología, sección de diagnóstico por imágenes de Rx y ecografía; sala de cirugías menores, sala de necropsias, caniles.

La FCVA tiene por MISIÓN formar veterinarios con sello de excelencia ética y profesional, con vocación de servicio, capaces de actuar, desarrollar y transmitir conocimientos científicos y técnológicos a la sociedad en su conjunto.

Su VISIÓN es convertirse en un centro de excelencia y ser referente nacional e internacional, capaz de dar respuestas a las problemáticas de la sociedad en lo referente al sector y a las crecientes demandas de conocimientos y especializaciones.

La UMaza ha sido reconocida por **CONEAU (Comisión Nacional de Evaluación y Acreditación Universitaria-Ministerio de Educación)** en sus distintas visitas.

Además ha sido reconocida como **Universidad saludable** por el Ministerio de Salud de la Nación (es la primera en la región y la segunda en el país en recibir esta distinción): 21/10/15. Para ello, realiza acciones destinadas a promover la salud integral de la comunidad universitaria actuando sobre el entorno social y físico, conformando estilos de vida saludables. Incorpora estratégicamente la promoción de la salud en función de la docencia, investigación y la extensión.

Como ejemplo de las diferentes acciones establecidas, citamos la incorporación en todo el predio de espacios libres de humo de tabaco, programas de actividad física para todos los miembros de la universidad, promoción alimentaria saludable, vacunaciones gratuitas para todos, determinación de los distintos factores de riesgo cardiovascular según las distintas edades, inclusión de la promoción de la salud en la currícula académica, encuestas sobre hábitos saludables, cuidado del medio ambiente, estímulo de la lactancia materna.

El área de Ciencia y Técnica fue creada en 2005, dependiente del vice-rectorado de Extensión por resolución rectoral 1036/2005.

Su directora es la Lic. Lizzet Vejling, Secretaria Técnica Dra. Virginia Mackern.

Las distintas Facultades poseen Coordinadores de Investigación, quienes regulan las actividades propias.

Por la resolución 120/06 se aprueba el documento "Políticas de Investigación" con el objetivo de optimizar estas actividades.

Cada Facultad ha establecido distintas líneas de investigación.

La FCVA posee las siguientes líneas de investigación: ciencias básicas y formación general, salud animal, medicina preventiva veterinaria y salud pública, producción animal, docencia.

Dentro del encuadramiento de las diferentes líneas de investigación, se decide el llamado periódico a convocatorias de proyectos de investigación.

Para ello existen planillas específicas a llenar, con la descripción completa del proyecto de trabajo, el tiempo que demandarán las actividades, los datos y el CV del equipo de trabajo, junto al tiempo de dedicación a las tareas específicas y las necesidades de equipamiento, drogas o fármacos así como el presupuesto estimado.

Estos proyectos son evaluados por comisiones internas y externas a la facultad, de un conjunto de asesores científicos de reconocida trayectoria en cada temática.

Los directores de proyectos de investigación son personas de reconocido prestigio y categorización.

En la unidad académica de veterinaria, es **Coordinadora de investigación** la Dra. Nora Bibiana Gorla.

Hasta la fecha se realizaron 7 convocatorias de proyectos de investigación: 2004, 2005, 2007, 2009, 2010, 2011 (concluidas). Se encuentra en curso la convocatoria 2013.

La producción científica en tan pocos años permite ver que se han publicado 60 trabajos en revistas con referato internacional, 57 de ellas pertenecientes al área Ciencias de la Salud; 28 en revistas sin arbitraje (13 del área ciencias de la salud), 24 publicaciones de Libros o en capítulos de libros (15 del área Ciencias de la Salud), 442 ponencias en congresos, Jornadas, Seminarios (332 del área ciencias de la Salud). 12 publicaciones de divulgación.

Además de la existencia de las convocatorias a los investigadores formados, de proyectos de investigación por áreas, existe un Programa de Becas de Investigación para alumnos de grado.

Tienen el objetivo de iniciar la formación del alumno como investigador científico y/o tecnológico y posibilitar su incorporación a trabajos de investigación a iniciarse o en curso.

En el mes de marzo de cada año se establecen las Bases Generales para el Concurso de estas Becas. Se dan estipendios como ayuda para los distintos proyectos, sin significar relación de dependencia actual o futura. El programa se forma anualmente en función de prioridades por disciplinas y áreas temáticas, teniendo en cuenta el desarrollo institucional alcanzado.

Se establecen formularios especiales y se exigen documentaciones. Todo proyecto debe contar previamente con un presupuesto acorde a las necesidades y una aceptación escrita de un investigador formado como director en su trayectoria.

Muchos de los proyectos admiten co-directores.

La evaluación de las solicitudes de beca se realiza sobre criterios que toman en cuenta características generales y específicas, tanto de las actividades científico/tecnológicas propuestas como las propias del área del conocimiento.

La aprobación de la beca implica el inicio de los trabajos en equipo, el cual debe ser supervisado y controlado activamente por el director.

Los becarios informan periódicamente de sus actividades ("informes de avance") y realizan un informe final.

Estos informes son analizados y se califican como "Satisfactorio" o "No satisfactorio".

Al término de la vigencia de la beca, se evalúa el desempeño del becario y de su dirección. Esta evaluación las realiza un Comité de Investigación, perteneciente a cada Decanato asiento de las Becas.

Nuestro proyecto llevó por **nombre "Virus aviarios de importancia epidemiológica"** fue presentado en la convocatorio 2010 y ha finalizado. Al mismo se presentaron también, para optar a becas, en el programa correspondiente los alumnos **Lausi, Ignacio Oscar; Jofré, Leonardo; Sirera, Carolina, Caliri, Martina.**

El proyecto fue ideado y conducido por Fain Binda J, quien además realizó la escritura de este documento actual. Sirera C, obtuvo las muestras aviarias. Telechea A realizó los estudios bacteriológicos y micológicos, Galfré S y Jofré L facilitaron el uso de fármacos y el desarrollo de huevos embrionados, Gollán A y Craig M participaron en instituciones superiores con estudios complementarios

que posibilitaron el diagnóstico preciso, Jofré L y Laussi I obtuvieron las fotografías.

Debemos realizar unos comentarios referidos al proceso de Enseñanza-Aprendizaje, teniendo en cuenta que nuestro equipo inicial debería ocuparse de llevar adelante el adiestramiento en servicio de un grupo de alumnos.

El proceso de enseñanza y aprendizaje se emprende y estudia fundamentalmente en ámbitos educativos; es dependiente en parte de los rasgos individuales del docente, tales como su aptitud, sus actitudes y el tipo de enseñanza al cual apunta. El proceso de seleccionar estrategias de enseñanza que promuevan aprendizajes, debe tener en cuenta sobre todo al tipo de estudiante, que depende a su vez de diferencias cognitivas previas, tanto de estudios escolares primarios, de su escuela secundaria, como de procesos adquiridos en la parte básica de su carrera inicial.

En general, las preferencias congnitivas de los estudiantes de veterinaria se orientan a lo activo, sensorial, visual y secuencial (Laguzzi J y col. 2014).

La educación veterinaria en la Argentina se encuentra en un proceso activo de acreditación regional de carreras de grado en el MERCOSUR (CONEAU).

Ello implica desarrollar capacidades para promover la salud, calidad de vida humana y animal y una producción eficiente y sustentable. Se debe alcanzar un nivel de excelencia académica, de acuerdo a estándares internacionales.

A los objetivos docentes y pedagógicos, actividad primordial de la enseñanza, se agregan tareas de extensión curricular y de investigación.

A su vez, la **investigación**, debe estar destinada a la resolución de los problemas acuciantes regionales, sin olvidar la investigación básica.

La Universidad Juan Agustín Maza incentiva y promueve la investigación apoyando la tarea de sus investigadores formados y estimulando la incorporación anual de los alumnos, mediante un Programa de Becas de Investigación.

En el caso particular que nos toca, el director de este trabajo –que había realizado una prolífica tarea sobre diversos temas de virus humanos y veterinarios en otras instituciones - se hallaba en las tareas de iniciar un servicio para *Myxovirus*, razón por la cual y ante la posibilidad de incorporar becarios, decidió realizar la enseñanza virológica mediante la aplicación de las técnicas históricas del desarrollo virológico en el tema de los *Myxovirus (Orthomyxovirus influenza)*, de *Herpesvirus (ltovirus: Herpesvirus aviar 1 o virus de la Laringotraqueítis infecciosa aviar)* y de *Poxviridae (Avipoxvirus o virus de la viruela aviar)*.

Estos virus fueron elegidos en cuanto podía realizarse el cultivo de los mismos y la observación de su desarrollo mediante el simple uso del Huevo embrionado de gallina.

Ello significa que los alumnos debían ir adquiriendo técnicas sencillas; es decir, enseñar a obtener huevos embrionados y a utilizarlos como medio de cultivo para virus. En el suponer de lograr aislamientos, continuar con el aprendizaje dc las técnicas serológicas de confirmación.

En una etapa posterior se plantearía el desarrollo de los cultivos celulares y las nuevas técnicas moleculares, que desde 1997 van desplazando al cultivo celular.

6. INDICE ANALITICO

7. RESUMEN

El presente trabajo relata la metodología utilizada para la enseñanza inicial de rudimentos de trabajo en el laboratorio virológico, en el entrenamiento para la formación de recursos humanos.

Los mismos son alumnos presentados al Programa de Becas de Investigación para Alumnos de Grado de la Universidad Juan A. maza, de Mendoza, Argentina.

Se trata de alumnos que ya aprobaron la asignatura de Virología Veterinaria.

El trabajo comprendió diferentes acciones:

a) Aprendizaje del manejo de los distintos aparatos a utilizar en la experiencia, incluyendo la formación de un gallinero propio y el desarrollo de la incubación de huevos en la Institución (Huevos embrionados). Uno de los pasantes alumnos (S.C) intervino en el criadero de aves externo, aprendiendo todo lo inherente a su manejo y toma de muestras.

b) Contactar lugares de matanza de pollos parrilleros y de otras aves destinadas al consumo, con la finalidad de obtener muestras respiratorias y de lesiones compatibles con viruela.

c) Toma de muestras traqueales y de heces de aves sanas, en el momento del sacrificio en peladeros. En caso de visualizarse signos de viruela, debían obtenerse muestras. Se intentaba con ello el aislamiento de virus influenza de baja patogenicidad (LAID). *Iltovirus* y *Avipoxvirus.*

d) Se transportó al servicio del laboratorio, ejemplares de aves afectadas por afecciones respiratorias superiores, sitas en una granja de Rodeo de la Cruz, gran Mendoza. Previo sacrificio, se realizaba la toma de muestras de trozos de tejidos desde vías aéreas superiores y de diferentes órganos, así como de cloaca y heces. Enseñanza y aprendizaje del procesamiento correcto de las muestras. Se hacía búsqueda de lesiones compatibles con viruela aviar. Se tomaban hisopados de distintos sectores aún cuando no se visualizaran lesiones.

e) Las heces eran filtradas por filtros Millipore.

f) Se solicitó el envío de los frascos de vacunas utilizadas en el establecimiento. Se recibió frascos de vacuna de Difterovirus y de Laringotraqueítis aviar.

g) Se realizaron prácticas de inoculaciones en los HE, mediante la utilización de las técnicas históricas iniciales de la virología, visualizando mediante ovoscopio, por las vías amniótica, alantoidea y membrana corionalantoidea (MCA) utilizando las muestras extraídas y las vacunas enviadas. Se intentaba con ellos el aislamiento de virus influenza de baja patogenicidad, de virus herpes (laringotraqueítis infecciosa aviar) y de *avipoxvirus* (virus de viruela aviar).

13

h) Para la inoculación en MCA de los HE, los alumnos practicaban el método de obtención de una "falsa cámara".

i) Prácticas de inoculaciones a ratones de laboratorio, utilizando las muestras extraídas. Seguimiento diario de estos ratones, buscando signos de enfermedad o desarrollo viral.

j) Prácticas de cosechas de los líquidos periembrionarios.

k) Búsqueda de lesiones herpéticas y variólicas en las membranas corionalantoideas.

l) Prácticas de pruebas de hemoaglutinación utilizando estos líquidos cosechados, con objeto de detectar *influenzavirus*. Implica prácticas para sangrado desde el corazón de aves, para obtener sangre al 0,5%.

m) Prácticas bacteriológicas y micológicas, para colaborar en la identificación de las bacterias y hongos aislados en las vías respiratorias de las aves enfermas.

n) Se realizó enseñanza de Prueba de Inhibición de la Hemoaglutinación en forma teórica, pues no se pudo aislar cepas virales.

o) Prácticas para realizar un correcto envío de materiales por correo a laboratorios de referencia.

p) Uno de los alumnos (I.L.) realizó una pasantía de dos semanas en el servicio de Cultivos celulares del centro de referencia y participó de los estudios que se realizaron allí con los materiales enviados desde FCVA-UMaza.

q) En la cátedra de Virología de la UNL (Esperanza, SF) se realizaron varios pasajes con los materiales enviados, utilizando cultivos celulares (líneas celulares MCBK, Hep 2 y MDCK) y pruebas de Inmunofluorescencia (IF) en los trozos traqueales.

r) En el Servicio de Aves y Porcinos del Instituto de Virología de INTA, Castelar se utilizó RT-PCR con los materiales de tráquea y sobrenadante del CC del 2º pasaje, enviado desde Esperanza (SF).

Se presenta la metodología de trabajo utilizada para diagnóstico virológico, bacteriológico y micológico en todos los casos.

Se relata la sintomatología de las aves enfermas.

Las muestras fueron obtenidas de distintos peladeros de la ciudad de Mendoza y desde un criadero de gallinas situado en Rodeo de la Cruz, Provincia de Mendoza, cuyas aves se encontraban afectadas por un proceso respiratorio agudo.

Los huevos embrionados utilizados para el intento de cultivo inicial, provenían de criaderos que nos proveían de huevos cuya incubación se realizaba en nuestra institución.

Se realizó luego un intento de formación de un gallinero propio.

El material proveniente de los peladeros (hisopados traqueales y muestras de heces de aves sanas) y las muestras tomadas de aves enfermas, sacrificadas en el laboratorio de la institución, (tráqueas y bronquios y materia fecal), fue utilizado para los estudios. Las heces fueron filtradas por filtros Millipore antes de su utilización.

Los distintos materiales fueron inoculados en Huevos embrionados de gallinas (HE) de 12 días de incubación por vías amniótica y alantoidea (para búsqueda de *influenzavirus* tipo A, y por vía de la membrana corionalantoidea (MCA), realizando el método de "falsa cámara", para búsqueda de virus herpes y de virus variólico.

La cosecha de líquidos periembrionarios fue probada por pruebas de hemaglutinación.

Se hicieron varios pasajes ciegos antes de descartar por negativos de virus influenza o de virus herpes.

Las MCA fueron observadas para visualizar lesiones herpéticas y variólicas.

En algunos casos se amplió el estudio con inoculación en ratones utilizando los mismos materiales originales (ratón albino suizo). En otros casos (material procedente de las tráqueas y de las vacunas utilizadas en los diferentes criaderos, con fines de protección contra laringotraqueítis infecciosa aviar y de viruela aviar, se amplió con el uso de cultivos celulares (CC). No se pudo demostrar presencia viral.

Posteriormente el material obtenido (líquidos embrionarios amniótico y alantoideo y MCA; trozos de tejidos traqueales y frascos de vacunas utilizadas), fue pasado en cultivos celulares (MDCK) en la cátedra de Virología, de la Facultad de Cs. Veterinarias de la Universidad Nacional del Litoral (Esperanza, Santa Fe), por la Dra. Adela Gollán; se realizaron estudios de PCR-RT en el Instituto de Virología- CICVyA- INTA Castelar (Laboratorio de Aves y Porcinos) (Dra. M.I. Craig).

Como el material de las aves afectadas, procedente de las vías aéreas superiores, poseen una flora contaminante normal, esto también se pone de manifiesto en los aislamientos alcanzados. En algunos casos estas bacterias y hongos podrían tratarse como causa de complicaciones por disminución de la inmunidad aviaria (aislamientos micológicos realizados por la Dra. A.Telechea).

Se consignan los resultados hallados en el estudio de 12 casos.

Como resultado de importancia, se pudo confirmar la etiología del brote de enfermedades respiratorias que afectaron gallinas en la provincia de Mendoza durante el periodo estudiado: en la FCV-UNL la Dra. Gollán encontró por IF (inmunofluorescencia) en tráquea de gallinas signos correspondientes a virus herpes. También se cultivó en MDCK un virus con esas características. Estos materiales de resultado positivo para virus herpes, junto a las primitivas tráqueas enfermas fueron enviados al laboratorio citado del INTA-Castelar, donde nos informaron la demostración positiva en materiales de tráquea y del sobre nadante del cultivo celular, del 2° pasaje, del virus herpes de laringotraqueítis infecciosa aviar.

En ningún caso se pudo demostrar presencia de LPAID y de virus de viruela aviar.
La metodología de trabajo para el aislamiento de bacterias y hongos, es la tradicional y figura en los capítulos correspondientes.

Los **objetivos** de este trabajo en su origen fueron **pedagógicos,** con la finalidad de desarrollar un Sistema de Vigilancia Epidemiológica constante para las patologías citadas y otras, en animales de interés económico o afectivo. Se buscó adiestrar al personal en técnicas sencillas y de dificultad escalonada, para ello desde el desarrollo de un gallinero que proveyera de huevos, en las técnicas de obtención de huevos embrionados por incubación en el servicio, en la inoculación de huevos embrionados de gallina por distintas vías, en la inoculación de ratones de laboratorio y la observancia de sus síntomas de post-inoculación y en técnicas serológicas (solo practicaron hemoaglutinación, por falta de aislamiento viral), pero se realizó la enseñanza de IHA en forma teórica.

El inicio del estudio ocupó varios meses destinados a ajustar detalles correspondientes al incubador de huevos y a la gestión de la provisión de huevos embrionados. Hubo dificultades iniciales de conseguir huevos fértiles comerciales, los que suplimos a partir de nuestra propia crianza.

8. INTRODUCCIÓN

Originalmente el estudio estuvo destinado a entrenar el equipo en obtener huevos embrionados (HE) y en realizar inoculaciones de HE, utilizando las técnicas históricas iniciales de la virología en ese huésped, para lo cual se buscaban virus de influenza aviar, de baja patogenicidad, virus herpéticos y de viruela aviar.

Los *Orthomyxovirus* son virus medianos, de simetría helicoidal y cubiertos de una envoltura externa lipídica. De esta envoltura emergen espículas (peplómeros), de tres tipos: hemaglutininas (HA) y neuraminidasas (NA) principalmente, y la proteína M2. Mediante la HA (receptor viral) el virus se absorbe a los receptores mucoproteicos del ácido siálico (receptor celular) y se produce una endocitosis, el primer paso en la infección de la célula susceptible.

La hemoaglutinina origina anticuerpos neutralizantes protectores y los cambios en su estructura explican la producción de epidemias o epizootias.

La absorción de la HA al ácido siálico de los eritrocitos se denomina hemoaglutinación y al de los cultivos celulares, hemoadsorción. Estos fenómenos son utilizados en pruebas que detectan la presencia del virus. La prueba de Inhibición de la hemoaglutinación (IHA) es utilizada para detectar anticuerpos neutralizantes.

Todas ellas son técnicas de laboratorio muy sencillas, utilizadas para el diagnóstico, el cual se completa por medio de otras técnicas: Fijación del Complemento y las recientes pruebas moleculares (RT-PCR).

El virus influenza es un virión pleomórfico y filamentoso, de 80 a 120 nm de diámetro. Su ácido nucleico (ARN) es monocatenario y de sentido negativo. El ARN es polisegmentado, los virus A y B poseen 8 segmentos, el virus C posee 7 segmentos y los virus *Thogoto*, 6 segmentos.

Entre los mamíferos afectan al humano, cerdo, équidos, focas y ballenas. Circulan entre las aves domésticas (pollos, pavos, patos) y especialmente en aves silvestres y acuáticas migratorias (gaviotas, gansos y patos).

La familia comprende cinco géneros, *influenzavirus A* (humanos y animales), *influenzavirus B* (humanos y focas), *influenzavirus C* (humanos y cerdos), *Thogotovirus* (humanos y ganado, únicos por ser transmitidos por garrapatas) e *Isavirus* (virus de la anemia del salmón).

Fain Binda, J. 2006.

Tienen gran multiplicidad antigénica y capacidad de mutación, también poseen un amplio espectro de virulencia.

Un carácter importante en el virus influenza es la escisión de la HA en dos partes, HA1 y HA2, por medio de las proteasas celulares (Tashiro M y col. 1987), que atacan el virus en cuando lo encuentran en su entrada y al establecer contacto con las células susceptibles; estas proteasas aprovechan determinados oligopéptidos en los encadenamientos de los residuos de galactosa del ácido siálico, según la especie animal afectada. Así, el intestino de los patos posee un receptor con encadenamientos de residuos α2,3 unidos a la galactosa terminal de los azúcares en la superficie celular (Siα2,3Gal). En cambio, el humano posee un receptor, en la HA de las células del aparato respiratorio superior, por donde agrede el virus, un encadenamiento α2,6 (SiAgα2,6Gal). Ramos I. y col. 2011.

Esto explica la diferente especificidad de determinados serotipos virales hacia sus huéspedes específicos, según sea la composición de los residuos de galactosa, serán o no atacados por las proteasas.

La escisión de HA1 y HA2 facilita el contacto estrecho de ambos receptores y la endocitosis consecutiva (viropexis).

Los virus influenza pueden padecer en sus antígenos superficiales dos tipos distintos de variaciones, menores y mayores. Las variaciones menores (denominadas *driff*), se originan en mutaciones genéticas de HA y NA. Pero sobre todo sobre HA, donde se va a producir una nueva variante. Se deben a *deriva antigénica* por *presión inmune*. Hay una alta tasa de acúmulos de puntos de mutación en humanos, intermedia en equinos y baja en las aves.

Las variaciones mayores se denominan *shift*, hay un cambio total de HA o de NA o bien de ambas, surge así un nuevo subtipo, diferente al que estaba en difusión en la población. Es lógico que para este nuevo virus, no hay inmunidad y que motiva una alta tasa de ataque.

Para que suceda esto, es necesario que una célula esté infectada por más de una cepa viral, sucede en los cerdos y en los hurones y dan origen a grandes pandemias humanas.

Se producen epizootias en cerdos, equinos, mamíferos marinos. El cerdo constituye un vaso de muestra para los humanos, al originar la reabsorción genética entre distintas cepas, como ocurrió con la reciente H1N1.

En las aves domésticas (pollos, pavos, patos) puede ocurrir la peste aviar. Hay infecciones esporádicas en perros, gatos, monos, murciélagos, visones, bovinos.

Las cepas virulentas para las aves poseen H5, H7, H9. Yang F y col. 2013

La peste aviar se conoce desde hace mucho tiempo, recién fue reconocida como originada en un virus de influenza aviar en 1955, se retrata de un H7N7 (virus de alta virulencia).

Los virus aislados de pájaros pertenecen sin excepción al tipo A y contienen todos los subtipos conocidos hasta ahora (15 H y 9 N), en las más variadas combinaciones.

La cepa prototipo H5N1 es causa de la panzootia aviar más letal y duradera de la historia. Sinus L y col. 2005.

Si bien esta cepa se conoce desde 1959, cuando surge como A/pollo/Escocia/59 (H5N1), había desaparecido y surge nuevamente como A/ganso/Guangdong/1/96 (H5N1). Se transmite al humano desde 1997, pero sin provocar casos secundarios (explicado en la falta de $\alpha 2,3$ en nuestras células del epitelio respiratorio). Solo infecta al humano ante una masiva entrada de virus (contacto estrecho con el ave enferma o muerta y con sus secreciones). Es neumotrópica severa, con muerte en gallináceas, aves acuáticas y silvestres, felinos, hurones, ratones. Lipatov A y col. 2004. Saby V, 2006.

El proceso de **infección viral** de la célula tiene distintas fases: adhesión, penetración, desnudamiento, eclipse, biosíntesis del AN viral, biosíntesis de las proteínas tardías, ensamble, maduración, liberación. Paglini S, 1999. Fain Binda J, 2006.
La *adhesión* es un proceso físico-químico de caracter no enzimático. Requiere la complementación de los receptores a un pH 7-7.4 y la fuerza iónica de cationes divalentes. La HA-2 termina en una cabeza globular de cuatro epitopes antigénicos variables, que forman un bolsillo estable para recibir a la unidad del receptor celular, cuya parte específica es el ácido siálico (Weiss W y col. 1988). Este receptor celular es de la superfamilia de las inmunoglobulinas. Suelen existir anticuerpos contra la cepa viral infectante, en este caso, los mismos se dirigen contra algunos o todos estos epitopes, se unen a ellos y dificultan la producción de una unión estrecha y duradera, por lo que el ácido siálico no ocupará el bolsillo estable y no se produce la infección.
Entre los virus de influenza aviar y de otros mamíferos, existen relaciones de parentesco antigénico.

Los virus del subtipo H7 fueron los causantes de la peste aviar clásica, sin embargo no todas las cepas H7 son virulentas y se han aislado cepas víricas con el subtipo H5, de gran virulencia (actual pandemia mundial de influenza aviar altamente patógena (HPAI)

Para la peligrosidad epizoótica de un virus de influenza es decisiva la virulencia del aislado y no del subtipo.

Un virus patógeno para una especie avícola, no necesariamente lo es para otra.

La HPAI es una infección de las aves (principalmente gallinas y pavos), originada en cualquier virus de influenza aviar del tipo A, cuyo índice de patogenicidad intravenosa (IPIV), sea superior a 1,2 en pollitos de 6 semanas de edad o a cualquier infección provocada por virus de los subtipos H5 o H7 de la influenza A, cuya secuenciación de nucleótidos haya demostrado la presencia de múltiples aminoácidos básicos en el punto de corte de la hemoaglutinina.

La Influenza Aviar (IA) o ave infectada con IA es toda ave doméstica o silvestre donde existen síntomas clínicos o lesiones post morten (anatomía patológica macroscópica y microscópica) de IA.

Los virus de influenza aviar no patógenos (LPAI), están presentes en todo el mundo y no provocan patología manifiesta, no son riesgosos. No deben entonces confundirse con los virus HPAI, que sí son muy peligrosos y dan patología manifiesta en las gallinas y con gran letalidad.

Los virus influenza están difundidos en muchas especies de pájaros silvestres, sin provocarles enfermedades.

 Sobresalen las aves acuáticas silvestres y en especial los patos, en cuyo tracto digestivo se multiplican los virus, para ser expulsados por las heces. También puede estar el virus en otras secreciones.

Están más expuestas las aves que se crían en alojamientos abiertos, en región rica en lagos (contacto con patos salvajes).

Es importante evaluar la aparición de formas no patógenas, puesto que significan la posibilidad de aparición de formas patógenas (basada en su capacidad de recombinación antigénica).

La demostración negativa de la existencia de virus no patógenos también es muy importante.

El riesgo de ocurrencia de influenza aviar de alta patogenicidad en aves domésticas de Argentina es extremadamente bajo (Pérez A y col. 2010). En cambio, hay posibilidad de sufrir casos de influenza aviar de baja patogenicidad por contacto con aves silvestres (Cámara J y col. 2015).

Por esta razón, no es totalmente descartable la presencia de estos virus LPAI en aves sanas y eso justificó que utilizáramos material de vías respiratorias de aves sanas, en el proceso de sacrificio (peladeros de la ciudad de Mendoza).

Las aves suelen estar afectadas por virus de viruela aviar.

El *fowlpox*, virus de la viruela aviar o diftero-viruela, es la especie tipo del género *Avipoxvirus*, de la familia viral *Poxviridae*.

Además de la gallina, afecta canarios, palomas, pavos, loros, codornices, gorriones, estorninos.

Bolte A y col (1999), cita la existencia de 230 especies aviares, de 23 órdenes, tanto silvestres como domésticas, que son susceptibles al virus.

La viruela aviar se presenta bajo dos formas clínicas: *cutánea*, en este caso se trasmite por vectores mecánicos y picotazos y les afecta en las zonas libres de plumas (cresta, barbillas, región periocular). La forma clínica *diftérica* se trasmite en forma aerógena y se localiza en la boca, faringe, esófago, tráquea y en regiones expuestas, como órbitas y senos paranasales.

Esta forma diftérica es grave, al dificultarse la respiración.

El diagnóstico clínico se complementa con el histológico (cuerpos de Böllinguer), que son cuerpos de inclusión eosinófilos del citoplasma celular y con el cultivo en la MCA de los HE.

Recientemente, Skinner M y col (2005) propuso el uso del virus de viruela aviar como vector de vacunas recombinantes para mamíferos y aves de granja.

Dada la posibilidad de encontrar aves afectadas por esta patología, se instruyó a los alumnos en los síntomas de la enfermedad y observaron las aves en cada caso, junto al instructor profesional de la granja. Se hicieron tomas bucales para siembras.

También apuntamos al estudio de virus herpéticos, al suceder una epizootia de afecciones respiratorias del árbol superior en aves de criaderos de gallinas de la provincia de Mendoza

La **laringotraqueítis infecciosa aviar** es una enfermedad detectada en 1926 y que afecta gallinas de todo el mundo. Su agente pertenece a la familia de virus *Herpesviridae*, subfamilia *Alphaherpesvirinae*, género *Iltovirus*. Se le denomina Herpesvirus aviar 1- GaHV-1.

Es introducido por aves portadoras y se transmite por aerosoles e inhalación, menos por ingestión. Es de lenta difusión en el gallinero.

Presenta incubación de 2 a 8 días y luego aparecen toses y estornudos ligeros, con flujo ocular y nasal, disnea y depresión. Puede solo mostrar conjuntivitis, inflamación de senos nasal e infraorbital. Su morbilidad fluctúa del 20 al 100%. Desde el punto de vista patológico hay necrosis, hemorragias, ulceración y formación de membranas difteroides.

El virus puede aislarse por inoculación en la membrana corion- alantoidea del huevo embrionado o en cultivos celulares. Puede ser demostrado por RT-PCR.

Una vez que ceden los síntomas agudos, el ave puede quedar como portadora inaparente.

Como forma de prevención originalmente se vacunaban las aves inoculando el virus virulento en la cloaca, luego en los folículos de las plumas, o en el seno infraorbital o por goteo ocular o intranasal.

Actualmente se utilizan virus vivos atenuados que solo protegen de la enfermedad clínica, mientras el virus virulento puede coexistir en la explotación.

Estas vacunas pueden tener origen en embrión de pollo (CEO), de origen en cultivo de tejidos (TCO) o de recombinantes (REC). Las vacunas CEO tienen tendencia a revertir su virulencia por pasajes entre aves y provocar laringotraqueítis vacunal (LTV) en pollos de engorde, en zonas de crianza de alta densidad, la enfermedad es similar al virus natural, conjuntivitis y traqueítis, con riesgo de complicaciones en pulmones y sacos aéreos. El diagnóstico se realiza de la misma manera que se citó antes. La vacuna induce disminución natural de la inmunidad, el virus latente inicia su replicación y aumenta su número y virulencia en su pasaje por la parvada. Dufour-Zabala L, Zabala G, 2007.

9. MARCO TEÓRICO

Se describe un breve resumen de las actividades, que son expuestas en amplio detalle en la sección correspondiente.

Toma de muestras

a) Para virus de influenza aviar de baja patogenicidad

Hisopados de tráquea y cloaca (o heces) de aves vivas o heces y distintos órganos (bazo, pulmón, hígado) de aves muertas.

Heces y pool de muestras deben procesarse por separado en un mortero con arena estéril en un medio con antibióticos paras convertirlas en una suspensión 10-20% p/v. Se dejan a temperatura ambiente durante 2 horas o más tiempo a 4° C y se clarifican por centrifugación a 800 g/10 minutos. El medio de antibióticos para heces debe tener 10.000 U/ml penicilina, 10 mg/ml de estreptomicina, 0,25 mg/ml de gentamicina y 5000 U/micostatina en PBS.

En tejidos la concentración puede ser 5 veces menor. Para reducir presencia de Chlamydias, se puede añadir 50 mg/ml de oxitetraciclina. El pH después de agregar los antibióticos debe ser 7-7,4.

El virus se debe aislar al inocular 0,1-0,2 ml del liquido sobrenadante, en la cavidad alantoidea de 4 HE con 8-10 días de incubación. Se mantendrán a 37° C, mirando con ovoscopio diariamente.

Los muertos/moribundos se refrigeran a 4° C y todos se ponen a 4° C a los 6 días de incubación. Los líquidos alantoideos y amnióticos se prueban por hemoaglutinación. Si da + deben descartarse bacterias, mediante cultivos. En caso + se los filtra con filtro 450 nm + antibióticos y se inoculan en HE.

Debe descartarse presencia de Enfermedad de Newcastle con suero específico (se puede obtener este suero positivo para Newcastle inoculando vacuna en animal susceptible y obteniendo el suero inmune). Si la prueba de IHA da negativo para Newcastle, para confirmar que es influenza A se hace una prueba de doble difusión en agar a) usando como antígenos las membranas corionalantoideas cosechadas de los huevos inoculados, para detectar el antígeno de grupo, confrontando el aislamiento a un antisuero anti influenza tipo A.

b) Serología: se buscan anticuerpos dirigidos a antígenos específicos de grupo, para ello se sangran unas 20 aves del lote, se extrae suero y se realiza la prueba de IHA:

el antígeno es líquido alantoideo (4-8 unidades HA/por cada 0,025 ml). Hematíes de gallina al 1%, suero contro + y (-).

23

c) Desde 1997, el surgimiento de la cepa de influenza aviar de alta virulencia H5N1, obliga a las autoridades sanitarias a establecer un programa mundial de vigilancia, destacando a la prueba RT-PCR, con lo que por primera vez se prescinde con ella, del laborioso aislamiento viral.

B) para virus de laringotraqueítis infecciosa aviar y *avipoxvirus*

Se coloca el material biológico sobre una placa de petri estéril y se abren las tráqueas longitudinalmente. Con un bisturí se raspa el interior de la tráquea y se coloca solución PBS. Esta solución se recoge en un tubo falcon estéril y se homogeiniza con un hisopo estéril. Luego se centrifuga 5 min a 1500 rpm y se recoge el líquido sobrenadante con una jeringa de 10ml. Se lo filtra con una membrana de filtración de 0,22 µm, para retención de contaminantes bacterianos. El pellet resultante de la centrifugación se coloca en medio Stuart y se pone en estufa, para luego cultivar para detectar presencia de bacterias y hongos. El sobrenadante filtrado se inocula en la MCA de HE. Luego de desinfectar el área de inoculación, se produce una falsa cámara en uno de los laterales del huevo. En el momento de originarse la perforación de las membranas, la gota de líquido infectado colocado en la superficie del huevo, penetra en la membrana corionalantoidea. Se cierra y se cultiva en estufa.

A las 72 hs se hace la apertura para visualizar presencia de lesiones herpéticas o variólicas.

10. OBJETIVOS

a) Crear un grupo de trabajo capaz de abordar el estudio de distintos virus aviarios, con fines de vigilancia epidemiológica de enfermedades víricas aviares importantes en el país.

b) adiestrarlos en las técnicas de inoculación a huevos embrionados de gallina (HE), tanto por vías amniótica/alantoidea, como por vía de la membrana corion alantoides (falsa cámara).

c) Desarrollar un pequeño y simple gallinero, con la finalidad de proveer HE destinados a la práctica de las distintas vías de inoculación por parte del personal. Obtener HE por donación o compra de otros criadores, para multiplicar las posibilidades de éxito.

d) contactar lugares de matanza de pollos parrilleros y otras aves destinadas al consumo.

e) obtener muestras de vías respiratorias e intestinales de las aves.

f) inocular hisopados de las muestras a HE de 10 a 12 días de gestación, por vías amniótica y alantoidea, con la finalidad de intento de aislamiento de virus influenza aviar de baja patogenicidad y por vía MCA (falsa cámara) para virus herpes.

g) intento de aislamiento en cultivos celulares (MDCK) (FCV-UNL).

h) identificación de los aislamientos por envío a Laboratorios de Referencia mediante pruebas complementarias (PCR-RT (División Virología del INTA-Castelar)

i) estudios serológicos de Hemoaglutinación y de Inhibición de la hemoaglutinación para virus de influenza aviar con antígeno propio, en sueros de aves. Ídem para enfermedad de Newcastle. No se realizó, pues no hubieron aislamientos de virus influenza de baja patogenicidad ni de virus Newcastle.

j) elaboración de autovacunas preventivas con virus de viruela e iniciar elaboración comercial en terceros. No se obtuvo este virus

k) Desarrollar las metodologías de trabajo necesarias para el estudio virológico continuado en la Universidad: Maza y **potenciar así el apoyo de las autoridades para el progreso de esta ciencia en la UMaza.**

ll) Desarrollar un sistema de vigilancia epidemiológica constante, para las distintas patología en animales de interés económico. Este es el primer paso en ese sentido.

11. METODOLOGÍA

METODOLOGÍA PARA EL ESTUDIO DE ALGUNOS VIRUS AVIARIOS DE INTERÉS EPIDEMIOLÓGICO

a) utilización en casos de aves con síntomas de laringotraqueítis infecciosa aviar

a) Inoculación en Huevos Embrionados

Objetivo: Conocer y aplicar correctamente las técnicas adecuadas para realizar inoculaciones de muestras biológicas con posible presencia de virus en huevos embrionados.

Materiales:

Material Biológico

Tráqueas de animales con sintomatología (patológica) en vías respiratoria.

Huevos embrionados

Material de Laboratorio

Ovoscopio.

Incubadora

Bandeja posahuevos

Tijera recta estéril.

Pinza mano izquierda

Pinza diente de ratón

Jeringas de 10ml, 1ml.

Agujas 50x12, 25/8

Ligas

Algodón

Tubos falcon estériles

Tubos de hemólisis

Gradillas para tubo de hemólisis

Gradillas para tubos de khan

Guantes estériles

Pipetas de 1ml estériles

Fósforos

Fresas de dentista con mango

Mechero de bunsen

Soluciones

Parafina

Alcohol iodado

Solución fisiológica estéril.

PBS

Glóbulos rojos de carnero, gallina, caballo, etc.

TÉCNICA:

A. Preparación de los huevos embrionados.

Se colocan huevos en posible gestación en una incubadora durante 10-12 días aproximadamente, manteniendo durante ese período las condiciones de humedad y temperatura.

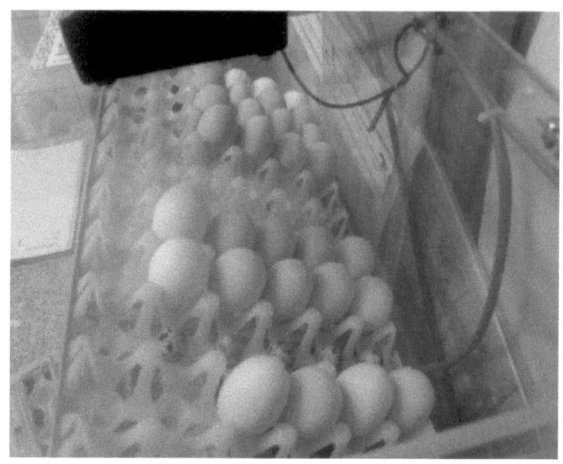

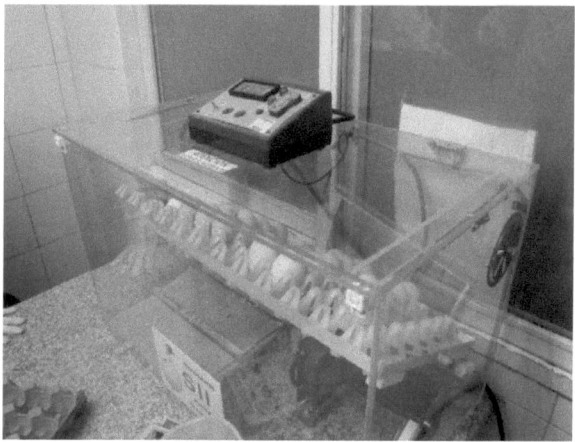

Pasado este lapso de tiempo, con la ayuda de un ovoscopio, se observan a trasluz los huevos para verificar si hay desarrollo embrionario. Se debe observar la presencia de vasos sanguíneos en las paredes, la cámara de aire superior y también es posible identificar el embrión.

Los huevos que cumplan con estas condiciones se reservan para la inoculación, y los que no la cumplen, son descartados.

B. Preparación de las muestras para inocular.

Se extraer un trozo de tráquea empleando material quirúrgico estéril.

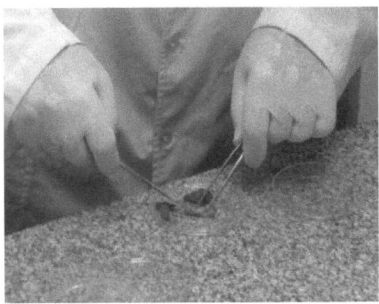

Se coloca el material biológico sobre una placa de petri estéril y con la ayuda de una pinza y tijera recta, se abren las tráqueas longitudinalmente. Con un bisturí se raspa el interior de la tráquea y luego se coloca solución PBS, para unificar y disolver el material obtenido en la placa. Esta solución se recoge en un tubo falcon estéril y con la ayuda de un hisopo estéril se homogeniza durante algunos segundos. Es muy importante aplicar durante todo este procedimiento técnica aséptica, para evitar la contaminación de las muestras ya que podría llevar a falsos resultados o dificultaría la identificación de los microorganismos que están afectando al animal enfermo.

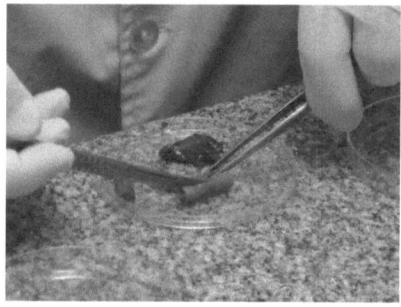

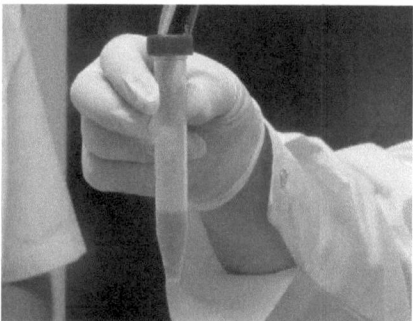

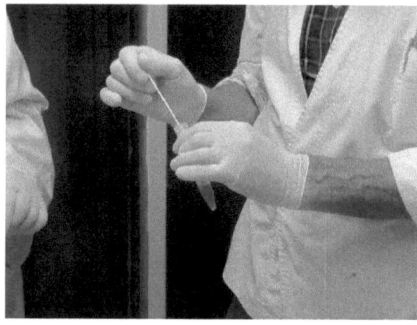

Una vez que se realizó la homogenización manual, se procede a centrifugar por el término de 5 min a 1500 rpm para separar los elementos macroscópicos de la muestra y se recoge el líquido sobrenadante con una jeringa de 10ml. Antes de trasvasar el sobrenadante a un tubo estéril, se debe filtrar el líquido utilizando una membrana de filtración de 0,22 µm, la cual retiene cualquier tipo de contaminantes, con excepción de los virus.

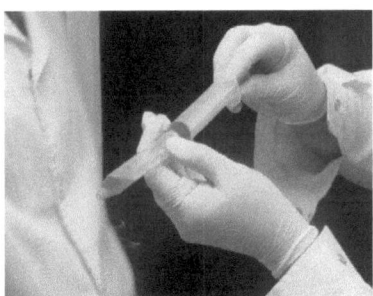

Por otro lado, con un hisopo estéril se embebe el pellet que resulta de la centrifugación previa y se coloca en medio Stuart, llevándolo a estufa de cultivo para realizar el posterior análisis bacteriológico y micológico de la muestra. De no realizarse este procedimiento se conserva el pellet en heladera (no en freezer) para luego realizar los análisis mencionados.

C. Inoculación en huevos

Desinfección del área de inoculación

Se toma un huevo de los que anteriormente fueron seleccionados y se procede a la desinfección con un algodón embebido en alcohol iodado. Para la inoculación por vía amniótica se desinfecta en el polo mayor del huevo y en el caso de la vía corionalantoidea se realiza en el polo mayor y uno de los laterales del mismo (huevo). Es necesario identificar con marcadores indelebles a cada huevo, indicando el material inoculado.

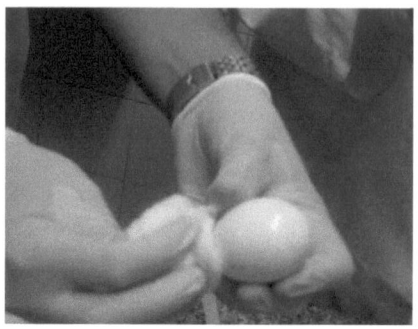

Inoculación corionalantoidea.

Se realiza una perforación con la ayuda de una aguja gruesa y se perfora la cáscara en el polo mayor del huevo, se coloca un algodón por encima tapando el orificio a fin de evitar contaminación mientras se prosigue con la técnica. Luego con la ayuda de una fresa de dentista se hace una pequeña erosión en la membrana lateral del huevo sin perforar la membrana interna.

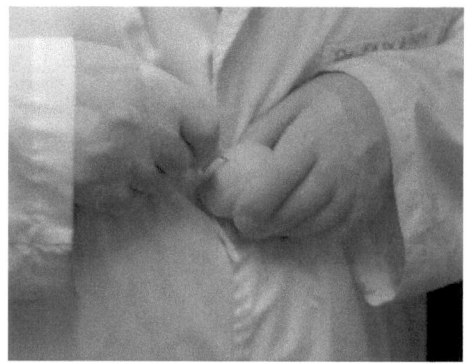

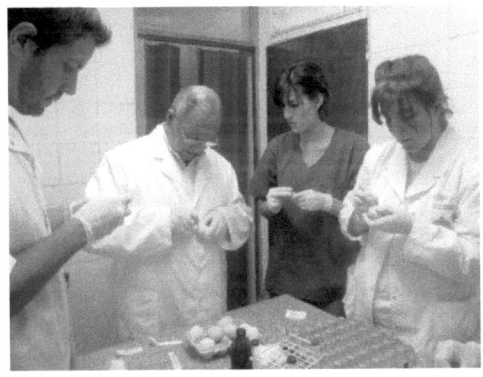

Al finalizar este procedimiento, se toma con una jeringa de 1ml la muestra previamente procesada y se colocan unas gotas sobre el lateral del huevo, con la ayuda de un segundo operario se succiona con una liga desde el orifico en el polo mayor y se perfora la membrana que había sido erosionada en el lateral del huevo, de esta forma la muestra ingresa al hubo y se genera una cámara de aire artificial por diferencia de presiones. Se trabaja bajo campana previamente esterilizada por radiación UV.

Inmediatamente se sellan las perforaciones con parafina derretida en mechero de bunsen o se utiliza esmalte para uñas de color para sellar el huevo.

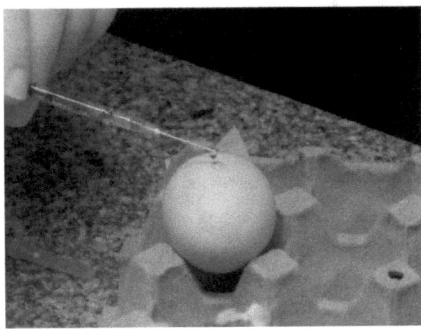

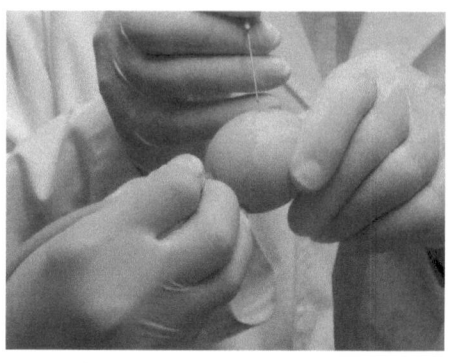

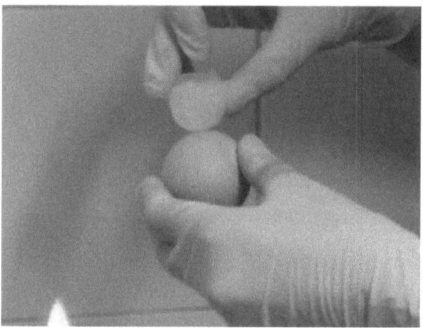

Inoculación en vía amniótica

Se realiza una perforación en el polo mayor del huevo atravesando la cámara de aire. Luego, con la ayuda de un ovoscopio se debe identificar el embrión para realizar la inoculación con una jeringa de 1ml con aguja, la cual contiene la muestra de interés, inoculando en la cercanía de la cabeza del embrión evitando dañar al mismo con la punción.

D-Incubación de los huevos inoculados

Los huevos se llevan a estufa durante 3 días a 37°C y se efectúan 3 controles a las 24 -48-72 hs. Aquellos huevos en los que el embrión se encuentre muerto, o se observe desprendimiento de la membrana se deben retirar de estufa y conservar en heladera a 4°C.

Luego de transcurridas las 72 hs. Los huevos restantes se colocan en heladera a 4°C y se reservan para la cosecha del material.

E- Cosecha de huevos.

Con la ayuda de una tijera estéril se procede a cortar la cáscara en forma circular en el lateral del huevo donde se inoculó previamente y se generó la cámara de aire artificial (vía corionalantoidea) se debe observar la presencia de colonias víricas que se encuentran afectando la membrana. En caso de suponer presencia de virus se procede a extraer cuidadosamente la membrana con pinzas estériles y se conserva en un tubo falcon estéril o placa de petri estéril. En ambos casos, se resuspende el material en solución PBS, se homogeniza con hisopo y se centrifuga durante 5min a 1500 rpm. Luego se toma el sobrenadante se filtra con membrana de filtración estéril y se conserva en un tubo falcon para determinaciones posteriores. La muestra obtenida se almacena en freezer a -20°C.

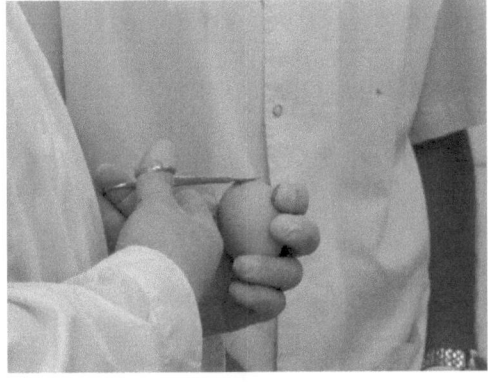

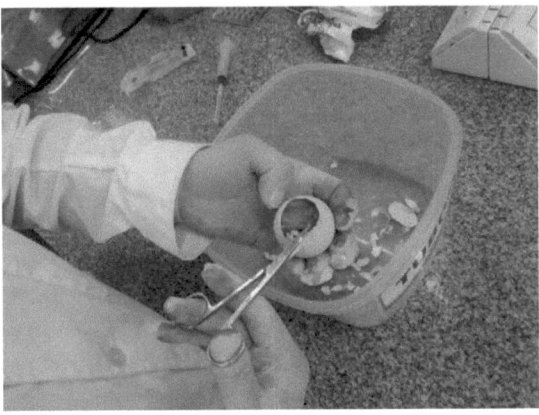

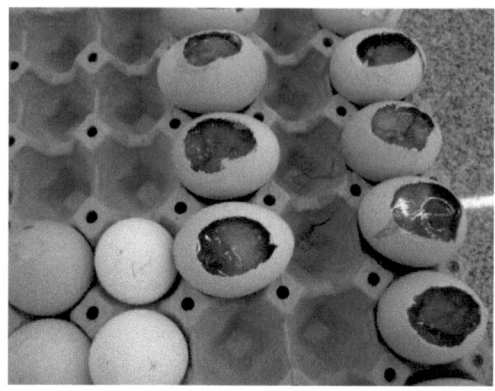

Si la vía de inoculación es la corionalantoidea, se abre la cáscara por el polo mayor y deja al descubierto la cámara de aire, si hay presencia de líquido sobre la membrana con la ayuda de una pinza curva se desplaza la membrana hacia abajo y se recoge el líquido alantoideo con una jeringa y una aguja gruesa, a continuación se toma una pinza y se levanta la membrana interna y con se recoge el líquido amniótico. Ambos materiales se conservan en tubos falcon estériles.

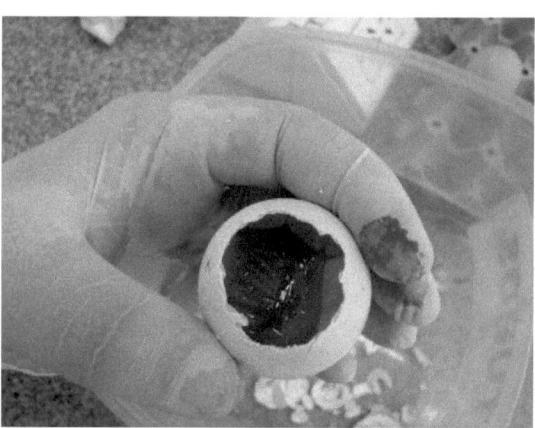

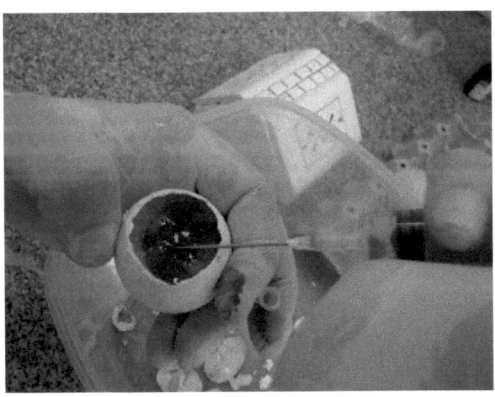

F- Hemoaglutinación (macrotécnica)

- Se colocan los tubos en una gradilla. Se rotulan las diluciones a realizar: s/d, 1/2,1/4,1/8, etc.
- Colocar 0.5 ml de solución diluyente PBS a cada tubo comenzando desde el segundo tubo, hacer una hilera destinadas a controles del Ag y otra a controles de glóbulos rojos
- Colocar 0,5 ml del antígeno (líquido alantoideo del huevo embrionado), sin diluir, al primero y al segundo tubo
- Hacer diluciones dobladas en serie desde el segundo tubo: mezclar y extraer 0,5 ml e ir haciendo esta maniobra hasta el último tubo, luego eliminar el sobrante del último tubo
- Colocar a cada tubo 0,5 ml de eritrocitos lavados con PBS al 0,5%.
  Para el lavado de los eritrocitos se utiliza glóbulos rojos de carnero que se colocan en un tubo falcon con solución PBS y se llevan a centrifugar durante 5min a 1500 rpm, se descarta el sobrenadante y se coloca nuevamente un exceso de PBS para su nueva centrifugación. Este procedimiento se repite 3 veces hasta obtener 0.5 ml de glóbulos rojos los cuales serán resuspendidos en 99.95 ml de PBS para lograr una concentración de 0.5 %,

- lectura: dejar 1 a 2 hs y leer; el título es el último tubo donde hay hemoaglutinación completa

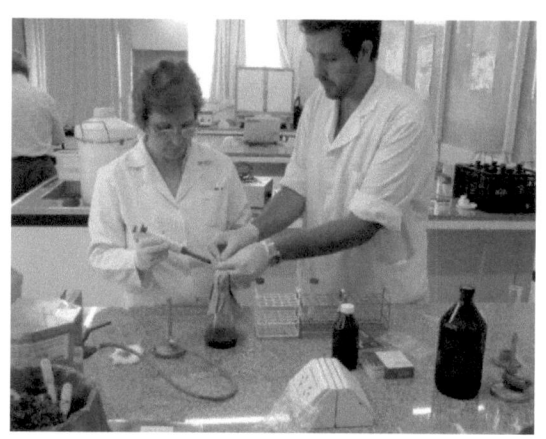

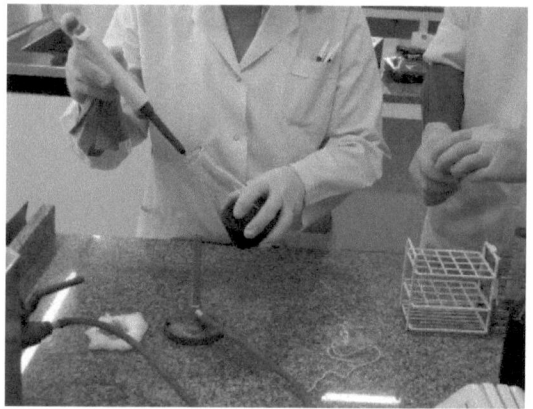

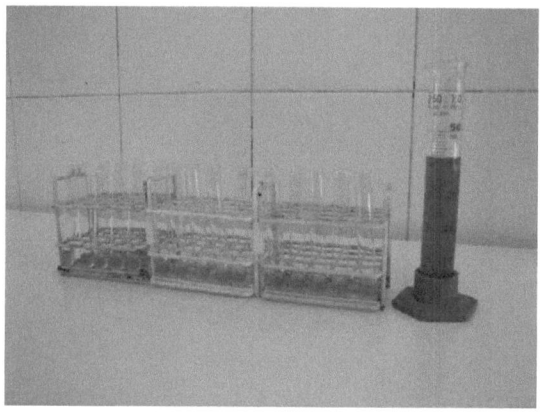

G- Estudios microbiológicos:

Los materiales recolectados, ya sea con hisopos con medio de transporte o conservados refrigerados, se siembran en los siguientes medios:

- Agar sangre de carnero. Incubación por 24-48 horas en microaerofilia a 37° C.

- Agar cetrimide (Pseudomonas). Incubación por 24-48 horas a 37° C

- Agar Mac Conkey o EMB (bacilos Gram negativos). Incubación por 24-48 horas a 37° C.

- Agar manitol salado (*Staphylococcus*). Incubación por 24-48 horas a 37° C.

- Agar sabouraud (hongos). Incubación por 30 días a 28° C y 37° C.

De acuerdo al resultado de los cultivos se efectúan las pruebas de identificación según correspondan.

CULTIVOS CELULARES
(Cátedra de Virología – FCV- UNL - Esperanza)

Estudios realizados:

A)-Se efectuaron raspados del interior, se resuspendieron éstos en medio de cultivo con antibióticos, se centrifugaron y los sobrenadantes se controlaron bacteriológicamente.
CONTROL: POSITIVO. Se filtraron por 0.2 micras y se controlaron.
CONTROLES: NEGATIVOS. Se trabajaron en 3 réplicas.
Pasajes en células:
-En **Líneas celulares**
MDBK-Hep 2 y MDCK

B)- Pruebas de IF en tráquea

Estudios complementarios de virología
Laboratorio de Aves y Porcinos.
Instituto de Virología. CICVyA.
Jefe Dra. Craig.

Se realizó PCR-Real Time en muestras de tráquea rotuladas como 1° ENV y 2° ENV y de sobrenadante de cultivo celular (2° pasaje)

12. RESULTADOS

Ocurrió un brote epizoótico de enfermedades respiratorias del árbol superior, incidiendo en gallinas. Esta epizootia afectó a numerosas granjas de la provincia de Mendoza durante los años 2010/11.

El estudio que realizó nuestro equipo se centró en una granja de pollos parrilleros, raza Cobbs de 40 días de vida, ubicados en galpones de Rodeo de la Cruz, Mendoza.

La sintomatología que presentaban las aves (Dr. C. Sirera) eran:

1° día: comienzan con rales respiratorios y chasquido con una leve disminución del consumo de alimento.

2° día: el consumo de alimento se redujo casi a cero. Se presenta lagrimeo ocultar y algo de exudado nasal y sinusitis. Comienza la mortandad.

3° día: aumenta la mortandad y aparecen los signos en las paredes de exudado muco sanguinolento. Amontonamiento y consumo nulo de alimento.

4° día: se agravan los síntomas.

5° día: la mortalidad sigue subiendo

6° día: la mortandad se estabiliza, comienzan a comer y están más activos.

7° día: la mortandad comienza a disminuir. Los síntomas respiratorios se atenúan, el consumo alimenticio se normaliza.

El cuadro dura 7 días. La mortandad alcanzada es del 5%.

El pollo se retrasa en el crecimiento aproximadamente 5 días.

En gallinas ponedoras el cuadro clínico es similar, pero la mortandad es menor. Se aplicaron diversos tratamientos.

13. CONCLUSIONES TÉCNICAS Y PERSONALES

Se estudiaron 12 casos de enfermedades respiratorias superiores, de gallinas procedentes de explotaciones aviarias del gran Mendoza (localidad de Rodeo de La Cruz).

El brote epizoótico en gallinas afectó a numerosas granjas de la provincia de Mendoza durante los años 2010/11. El estudio que realizó nuestro equipo se centró en una granja de pollos parrilleros, raza cobbs de 40 días de vida, ubicados en galpones de Rodeo de la Cruz, Mendoza.

La enfermedad incidió en el aparato respiratorio, duró 7 días y produjo una mortandad del 5% del plantel estudiado.

El diagnóstico clínico era Laringotraqueítis infecciosa aviar.

No se hallaron signos de viruela en ningún caso y los estudios realizados para el aislamiento de *influenzavirus A* de baja patogenicidad (LPAI) y de *avipoxviru*s, fueron negativos.

Los alumnos practicaron producción de huevos embrionados, técnicas de necropsias, toma de muestras de materiales (tráquea, materia fecal, órganos diversos), inoculaciones en huevos embrionados (vías amniótica, alantoidea, membrana corion alantoidea), cosechas de membranas corionalantoidea, líquidos amniótico y alantoideo, técnicas de hemoaglutinación.

Practicaron formas correctas del envío del material científico infectado a centros de referencia.

Se aislaron bacterias y hongos procedentes de las vías aéreas superiores, se identificaron como procedentes de la flora normal o en algunos casos como complicantes en casos de posible cuadro de inmunosupresión. En ningún caso fue posible atribuirles etiología por la enfermedad de las aves

Los estudios de inoculación a huevos embrionados para detectar *myxovirus* y *avipoxvirus* fueron negativos.

Se demostró por IF de lesiones traqueales que las mismas tenían por causa a un virus herpes, pero como el suero inmune utilizado era contra un virus de bovino, este cruzamiento no era específico para aves.

Se aisló en técnicas de inoculación a cultivos celulares (MBCK, MDBK) un virus con características de herpes (FCV-UNL).

Tanto el material de las lesiones traqueales, como el sobrenadante de los cultivos celulares, fueron positivos para virus herpes de laringotraqueítis infecciosa aviar, en pruebas de PCR-RT realizadas en INTA-CASTELAR.

Este es el agente causal del importante brote de enfermedades respiratorias que afectó gallinas de la provincia de Mendoza durante 2010/11.

El brote fue importante desde el punto de vista de incidencia y morbilidad, pero de escasa letalidad.

14. COMUNICACIÓN A LAS JORNADAS DE LA UNIVERSIDAD JUAN A. MAZA (Septiembre, 2010).

METODOLOGÍA PARA EL ESTUDIO DE ALGUNOS VIRUS AVIARIOS DE INTERÉS EPIDEMIOLÓGICO

Tellechea, A. Gaulfré, S. Sirera, C. Laussi, I.O. Sirera, C. Camiri, M. Jofré, L. Fain Binda, J.C
Recursos humanos en formación: Camiri, M. Sirera, C. Jofré, L.
.

El Proyecto tiene p*or objetivos* crear un grupo de trabajo capaz de abordar el estudio de distintos virus aviarios, con fines de vigilancia epidemiológica de enfermedades víricas aviares importantes en el país.

Adiestrar el grupo en las técnicas de inoculación a huevos embrionados de gallina (HE), tanto por vías amniótica/alantoidea, como corionalantoidea (falsa cámara).

Desarrollar un pequeño y simple gallinero, con la finalidad de proveer HE destinados a las inoculaciones. Obtener HE por donación o compra de otros criadores zonales.

Contactar lugares de matanza de pollos parrilleros y otras aves destinadas al consumo y obtener muestras respiratorias e intestinales de las aves sacrificadas. Obtener muestras de lesiones compatibles con viruela.

Inocular hisopados de las muestras a los HE de 10/12 días de gestación por vías amniótica y alantoidea, con la finalidad de intentar el aislamiento de virus influenza aviar de baja patogenicidad. En caso de lesiones pustulosas (viruela), inocular la muestra en falsa cámara del HE. Identificación de los aislamientos mediante pruebas de Hemoaglutinación y envío a Laboratorios de SENASA, a División Virología del INTA, Castelar. Elaboración de un cepario.

Realizar estudios de Hemoaglutinación para detectar presencia viral.

Realizar estudios serológicos de Inhibición de la Hemoaglutinación para identificar virus de influenza aviar, con el propio antígeno, en sueros de aves.

Desarrollar metodologías de trabajo para estudios virológicos continuados en UMaza y potenciar así el apoyo de las autoridades para el progreso de la materia y de la propia Universidad.

Lograr el uso un laboratorio de uso exclusivo para Virología y de equipamiento ad-hoc.

Desarrollar un Sistema de Vigilancia Epidemiológica constante para las patologías citadas y otras, en animales de interés económico o afectivo.

Virus influenza tipo A de baja patogenicidad no se han aislado en Argentina, por su baja prevalencia. El virus de viruela aviar no cuenta con vacunas de eficacia y es un acicate su estudio. SENASA hace tareas de vigilancia de la enfermedad de Newcastle, inexistente en gallinas del país y nos agregamos a ella.

Nuestro propósito es lograr un buen manejo del HE, por si también se producen casos de *myxomatosis* u otras virosis que necesiten el uso de este medio de cultivo vírico.

15. ESTUDIO DETALLADO DE LOS CASOS

CASO PROBLEMA N° 1
ANALISIS VIROLÓGICO DE LAS MUESTRAS
FECHA: 18/09/2010
TÉCNICA EMPLEADA: INOCULACIÓN EN HUEVOS EMBRIONADOS
CANTIDAD DE HUEVOS EMBRIONADOS: 12 HUEVOS
CANTIDAD DE DÍAS DE INCUBACIÓN: 11 DÍAS

MUESTRA	AMNIÓTICA	CORIOALANTOIDEA	OBSERVACIONES
PULMÓN 1	1.1.a	1.2.c	
	1.1.a	1.2.c	
RECTO 2	2.1.a	2.2.c	
	2.1.a	2.2.c	
TRÁQUEA 3	3.1.a	3.2.c	
	3.1.a	3.2.c	

INCUBACIÓN: se comenzó la incubación el día 18/09/2010 a las 12.30 hs y se retiraron el día 20/09/2010 a las 14:00 hs. Luego se colocaron en heladera.
OBTENCIÓN DE MATERIALES DE ESTUDIO Y CONFIRMACIÓN MEDIANTE TÉCNICAS DE AGLUTINACIÓN
FECHA: 24/09/2010
HORA: 9.00 HS
TÉCNICA EMPLEADA: AGLUTINACIÓN CON GLÓBULOS ROJOS DE CARNERO.
En todos los huevos inoculados no se observó presencia de virus durante la cosecha. Se realizaron las pruebas confirmatorias y arrojaron resultados negativos en todos los casos con excepción en el huevo 1.2.c que en el 1er tuvo (sin dilución) se observó aglutinación, se procedió a repetir la prueba 2 veces y se obtuvieron resultados negativos en ambas oportunidades.

ANÁLISIS BACTERIOLÓGICO Y MICOLÓGICO
Fecha: 23/09/10
Muestras: ambos pulmones
Siembras realizadas:
- Agar sangre
- Agar C.L.D.E.

- Agar Mc Conkey
- Agar Chapman
- Agar Cetrimide
- Agar Sabouraud con antibiótico

Resultados obtenidos: se aisló *Klebsiella pneumoniae* y *Aspergillus fumigatus*

CASO PROBLEMA N° 2

ANALISIS VIROLÓGICO DE LAS MUESTRAS

FECHA: 07/10/2010

TÉCNICA EMPLEADA: INOCULACIÓN EN HUEVOS EMBRIONADOS

CANTIDAD DE HUEVOS EMBRIONADOS: 7 HUEVOS EMBRIONADOS (4 del día 24 /09 y 3 del día 29/09)

CANTIDAD DE DÍAS DE INCUBACIÓN: 24 /9: 13 días de incubación

29/09: 8 días de incubación

MUESTRA	CORIOALANTOIDEA
1 PULMÓN 24/09	1.1
	1.2
	1.3
	1.4
2 MATERIA FECAL 29/09	2.1
	2.2
	2.3

INCUBACIÓN: se comenzó la incubación el día 07/10/2010 a las 13.00 hs y se retiraron el día 10/10/2010 a las 12:30 hs. Luego se colocaron en heladera.

OBTENCIÓN DE MATERIALES DE ESTUDIO Y CONFIRMACIÓN MEDIANTE TÉCNICAS DE AGLUTINACIÓN

FECHA: 13/10/2010

HORA: 14.30 HS

TÉCNICA EMPLEADA: AGLUTINACIÓN CON GLÓBULOS ROJOS DE CARNERO.

En todos los huevos inoculados no se observó presencia de virus durante la cosecha, se observo turbidez blanquecina en el liquido de muestra que se presume indicaría presencia bacteriana. Se confirmaron los resultados con aglutinación en aglutinoscopio, arrojando resultados negativos para todos los casos.

Inoculación Vía peritoneal en Ratones

Muestras:

- PULMÓN: Grupo 1 caso 002
- MATERIA FECAL: Grupo 001

	FECHAS DE CONTROL	OBSERVACIONES
	8/10	Los ratones presentan alopecia en la zona nasal, con enrojecimiento de la misma. Además tumefacción de los miembros anteriores. Pelos hirsutos. Estado de ánimo alterado.
PULMÓN: Grupo 1 (2 RATONES)	09/10 10/10 11/10 12/10	Se observa una mejoría en el estado de ánimo. Con respecto a signos anteriores no presenta cambios. Alimentación normal.
	13/10	Disminución del enrojecimiento buena alimentación. Mejora en el estado de ánimo. Mejoría general.
MATERIA FECAL: Grupo 2 (2 RATONES)	8/10 09/10 10/10 11/10 12/10 13/10	No se observan alteraciones evidentes.

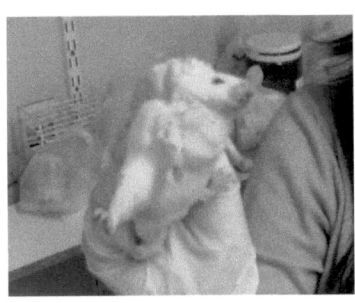 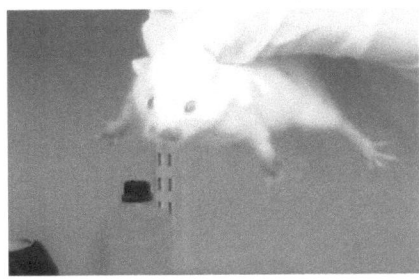

CONCLUSION: Debido a la evolución del estado de salud de los ratones, y la sintomatología desarrollada no hay evidencia de presencia viral en los ratones inoculados.

ANÁLISIS BACTERIOLÓGICO

Fecha: 07/10/10

Muestras: hisopado de material respiratorio y trozo de pulmón

Siembras realizadas:

- Agar sangre
- Agar C.L.D.E.
- Agar Mc Conkey
- Agar Chapman
- Agar cetrimide
- Agar Sabouraud con antibiótico

Resultados obtenidos: se aisló *Escherichia coli*

CASO PROBLEMA N° 3
ANALISIS VIROLÓGICO DE LAS MUESTRAS
FECHA: 21/10/2010
TÉCNICA EMPLEADA: INOCULACIÓN EN HUEVOS EMBRIONADOS
CANTIDAD DE HUEVOS EMBRIONADOS: 4 HUEVOS
CANTIDAD DE DÍAS DE INCUBACIÓN: 11 DÍAS

	VÍA CORIONALANTOIDEA	OBSERVACIONES
Tráquea	1	
	2	
	3	

Se tomaron 2 muestras de tráqueas y se disgregaron con la ayuda de un mortero con solución PBS Se obtuvo una solución que se filtró 2 veces antes de ser inoculada en los huevos.

INCUBACIÓN: se comenzó la incubación el día 21/10/2010 a las 11.30 hs y se retiraron el día 23/10/2010 a las 11:30 hs. La temperatura de la estufa al momento de retirar los huevos estaba en 43 °C (mal estado de los huevos), posteriormente se colocaron en heladera.

OBTENCIÓN DE MATERIALES DE ESTUDIO Y CONFIRMACIÓN MEDIANTE TÉCNICAS DE AGLUTINACIÓN

FECHA: 25/10/2010

HORA: 9:00HS

TÉCNICA EMPLEADA: AGLUTINACIÓN CON GLÓBULOS ROJOS DE CARNERO.

En todos los huevos inoculados no se observó presencia de virus durante la cosecha. Se confirmaron los resultados con aglutinación en aglutinoscopio, arrojando resultados negativos para todos los casos.

ANÁLISIS BACTERIOLÓGICO Y MICOLÓGICO

Muestra: tráquea

Siembras realizadas (23/10/2010):
- Agar sangre
- Agar C.L.D.E.
- Agar Mc Conkey
- Agar Chapman
- Agar Cetrimide
- Agar Sabouraud con antibiótico

Resultados obtenidos: variados aislamientos, lo que se interpreta como muestra contaminada

CASO PROBLEMA N° 4
ANALISIS VIROLÓGICO DE LAS MUESTRAS
FECHA: 5/11/2010
TÉCNICA EMPLEADA: INOCULACIÓN EN HUEVOS EMBRIONADOS
CANTIDAD DE HUEVOS EMBRIONADOS: 27 HUEVOS
CANTIDAD DE DÍAS DE INCUBACIÓN: 12 DÍAS

MATERIAL DE TRABAJO	VÍA CORIONALANTOIDEA	VÍA AMNIÓTICA
Tráqueas obtenidas el 11/10 freezadas a -20°C	24	3

INCUBACIÓN: se comenzó la incubación el día 05/11/2010 a las 14.00 hs y se retiraron el día 08/11/2010 a las 14:15 hs. Luego se colocaron en heladera.
OBTENCIÓN DE MATERIALES DE ESTUDIO Y CONFIRMACIÓN MEDIANTE TÉCNICAS DE AGLUTINACIÓN
FECHA: 10/11/2010
HORA: 9:00HS
TÉCNICA EMPLEADA: AGLUTINACIÓN CON GLÓBULOS ROJOS DE CARNERO
En todos los huevos inoculados no se observó presencia de virus durante la cosecha, se observo turbidez blanquecina en los 10 huevos inoculados y presentaban olor fétido similar a huevo podrido. Se presume presencia bacteriana. Se confirmaron los resultados con técnicas de aglutinación, arrojando resultados negativos para todos los casos.

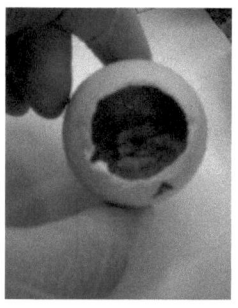
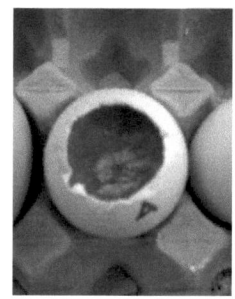

ANÁLISIS BACTERIOLÓGICO Y MICOLÓGICO
Fecha: 05/11/10
Muestras: mix de material respiratorio (2 hisopos)
Siembras realizadas:

- Agar sangre
- Agar C.L.D.E.
- Agar Mc Conkey
- Agar Chapman
- Agar Cetrimide
- Agar Sabouraud con antibiótico

Resultados obtenidos: se aisló *Pseudomonas sp*, *Staphylococcus aureus, Escherichia coli* y *Candida albicans*

Nota: material contaminado

CASO PROBLEMA N° 5

ANALISIS VIROLÓGICO DE LAS MUESTRAS

FECHA: 20/11/2010

TÉCNICA EMPLEADA: INOCULACIÓN EN HUEVOS EMBRIONADOS

CANTIDAD DE HUEVOS EMBRIONADOS: 30 HUEVOS

CANTIDAD DE DÍAS DE INCUBACIÓN: 12 DÍAS colocados el 8/11

MATERIAL DE TRABAJO	VÍA CORIONALANTOIDEA	VÍA AMNIÓTICA
Tráqueas obtenidas el 20/11	24	6

INCUBACIÓN: se comenzó la incubación el día 20/11/2010 a las 13.00 hs y se retiraron el día 23/11/2010 a las 13:30 hs.

OBTENCIÓN DE MATERIALES DE ESTUDIO Y CONFIRMACIÓN MEDIANTE TÉCNICAS DE AGLUTINACIÓN

FECHA: 23/11/2010

HORA: 13:30HS

TÉCNICA EMPLEADA: AGLUTINACIÓN CON GLÓBULOS ROJOS DE CARNERO

En todos los huevos inoculados no se observó presencia de virus durante la cosecha. Se confirmaron los resultados con técnicas de aglutinación, arrojando resultados negativos para todos los casos. ANÁLISIS BACTERIOLÓGICO Y MICOLÓGICO

Fecha: 20/11/10

Muestras: 2 hisopos con material respiratorio

Siembras realizadas:

- Agar sangre
- Agar C.L.D.E.
- Agar Mc Conkey
- Agar Chapman
- Agar Cetrimide
- Agar Sabouraud con antibiótico

Resultados obtenidos: se aisló *Pseudomonas sp, Staphylococcus sp* y *Candida albicans*

Nota: material contaminado

CASO PROBLEMA N° 6

ANALISIS VIROLÓGICO DE LAS MUESTRAS (VACUNAS)

FECHA: 17/12/2010

TÉCNICA EMPLEADA: INOCULACIÓN EN HUEVOS EMBRIONADOS

CANTIDAD DE HUEVOS EMBRIONADOS: 22 HUEVOS

CANTIDAD DE DÍAS DE INCUBACIÓN: 12 días

MATERIAL DE TRABAJO	NOMENCLATURA IDENTIFICADORA	CANTIDAD DE HUEVOS INOCULADOS	OBSERVACIONES
Vacuna New Castell Volumen 0.5 ml	N	6	En el huevo N2 se inoculó el doble del volumen.
Vacuna Difteroviruela	D	8	
Vacuna Laringotraquitis	L	8	

Las vacunas liofilizadas se reconstituyen con 5 ml de agua destilada y se conservan en la heladera hasta la inoculación.

INCUBACIÓN: se comenzó la incubación el día 17/11/2010 a las 14.00 hs y se retiraron el día 20/12/2010 a las 15.00 hs.

OBTENCIÓN DE MATERIALES DE ESTUDIO Y CONFIRMACIÓN MEDIANTE TÉCNICAS DE AGLUTINACIÓN

FECHA: 20/12/2010

HORA: 15.00HS

TÉCNICA EMPLEADA: AGLUTINACIÓN CON GLÓBULOS ROJOS DE CARNERO

En todos los huevos inoculados no se observó presencia de virus durante la cosecha. Se confirmaron los resultados con técnicas de aglutinación, arrojando resultados negativos para todos los casos. Se presume mal estado de las vacunas.

Se enviaron tráqueas utilizadas en pruebas anteriores y nuevas tráqueas de animales que habían muerto con sintomatología respiratoria, del mismo modo se enviaron las vacunas de difterioviruela, laringotraquitis y virus de New Castell a la ciudad de Santa Fe para que la Dra. Gollán analizara todas estas muestras por cultivo celular.

ANÁLISIS BACTERIOLÓGICO Y MICOLÓGICO

Fecha: 17/12/10

Muestras: hisopo con material respiratorio

Siembras realizadas:
- Agar sangre
- Agar C.L.D.E.
- Agar Mc Conkey
- Agar Chapman
- Agar Cetrimide
- Agar Sabouraud con antibiótico

Resultados obtenidos: múltiples aislamientos

Nota: muestra contaminada

CASOS PROBLEMAS N° 7 A 12

Los estudios virológicos, bacteriológicos y micológicos realizados en UMaza, fueron similares a los detallados anteriomente, se siguió la misma metodología y se recobraron bacterias y hongos similares a los referidos, por lo que para abreviar, no se repiten los mismos. No se cultivaron virus en HE

No se envió materiales de estudio al FCV-UNR de estos materiales 7 a 12.

CULTIVOS CELULARES

INFORME   FINAL del estudio
PROYECTO AVES   - U. J. A. MAZA-   MENDOZA-
MATERIALES DE:
-
-Materiales recibidos:
A) 1 envase con tráqueas (N°1)
B) 2 envases con tráqueas (diciembre-N° 2)
C) Un trozo de pulmón (AUTOLÍTICO) de 0,3X0,3 cm.
D) 1 Tubo x 15 ml. D :líquido cosecha H.E. –infectado con vacuna Newcaste.
E) 1 VACUNA de Enf. De Newcastle- resuspendida-
F) 1 vacuna de Difterovirus-resuspendida-
G) 1 vacuna de Laringotraqueítis aviar –resuspendida –

Estudios realizados:

A) Se efectuaron raspados del interior, se resuspendieron éstos en medio de cultivo con antibióticos, se centrifugaron y los sobrenadantes se controlaron bacteriológicamente. CB:POSITIVO- Se filtraron por 0.2 micras y recontrolaron. CONTROLES:NEGATIVOS. Se trabajaron en 3 réplicas.
Pasajes en células:
-En Líneas celulares MDBK-Hep 2 y MDCK:
RESULTADOS: 2 INOCULACIONES DIERON negativas. En 2 PASAJES CONSECUTIVOS. 1 Inoculación dio un CPE ligero, compatible con el producido por los Herpes virus en su pasaje N° 2.

B) Se procesaron de igual forma que las del punto A, pero aún no se han pasado en cultivos celulares.

C) Se trituró, centrifugó y filtró por 0,2 micras y se controló bacteriológicamente y micológicamente.
 Pasajes en Líneas: P 1 : NEGATIVO en CPE.

D) Se centrifugó el sobrenadante: CB: POSITIVO- Se filtró por 0.2 micras- control: Negativo.

E)-F) Y G): Las vacunas se trasvasaron a tubos estériles, se centrifugaron y los sobrenadantes se controlaron bacteria-micológicamente: POSITIVAS LAS 3.

58

Se filtraron y recontrolaron: CB: NEGATIVOS.

Resultados de INTA-Castelar

Protocolo de registro de INTA A203
Materiales ingresados 24/2/12
Corresponden a materiales recogidos n° 1 al 6, mantenidos en congeladoras, luego del informe de FCV-UNL.
Informan **resultado positivo para virus herpes de latingotraqueítis infecciosa aviar** en material de traqueas rotuladas (1° y 2° envíos) y sobrenadante del cultivo celular de 2° pasaje de FCV-UNL.

16. BIBLIOGRAFÍA

- Bolte A. Meurer J, Kaleta E 1999. Avian host spectrum of avipoxviruses. *Avian Pathol.* 28: 415.432.

- Cámara J, Fain Binda J, Paván J, Van den Bosch S, Fernández R. 2015. Riesgo de ocurrencia de influenza aviar en la República Argentina e implicancia en salud humana. Rev. Arg. Bioseguridad (en prensa).

- Dufour-Zabala L, Zabala G. 2007. Control de la laringotraqueítis vacunal. Ind. Av. 90: 30-31.

- Fain Binda, J. 2006. Gripe aviar. Epidemiología de la influenza humana y animal. UNR Editora.

- Laguzzi j, Bernardi S, Araujo A, Ventura A, Gagliardi R, Vigliano F. 2014. Estilos de aprtendizaje de los estudiantes de Medicina Veterinaria de la Universidad nacional de Rosario. XV Jorn Div. Ciebntf. Y II Jorn. Latinoamerc. – FCV.UNR, pág 211-212.

- Lipatov A, Govorkova E, Webby R. 2004. Influenza: Emergence and control. *J. Virol.* 78: 8951-8959.

- Paglini S. 1999. Estructura y función de los virus. En: Virus receptores y correceptores celulares (*Ed. CTM, Serv. Bibl. SA*, Buenos Aires: 45-97.

- Pérez A, Marcos A, León E, Duffy F. 2010. Evaluación cuantitativa del riesgo de introducción de la influenza aviar en la República Argentina (1998-2009). En: Pérez A, Editor. Riesgo de introducción de la influenza aviar en la República Argentina. Análisis preliminar. MAGP. SENASA. IICA: 61-72.

- Ramos I, Bernal-Rubio D, Durham N. 2011. Effects of receptor binding specificity of avian influenza virus on the human innate immune response. *J. Virol.* 85(9):4421-4431.

- Saby V. 2006. Gripe aviar. En: *Temas de Zoonosis III.* Caccione R, Durlach R, Larghi O, Martino P (eds). *AAZ*: 59-68.

- Sinus L, Domenech J, Benigno C. 2005. Origin and evolution of highly pathogenic H5N1 avian influenza in Asia. *Vet. Rec.* 157: 159-164.

- Skinner M, Laidlaw S, Eldaghayes I, Kaiser P, Cottingham M. 2005. *Fowlpox virus* as a recombinant vaccine vector for use in mammals and poultry. *Expert Rev. Vac.* 4: 63-76.

- Tashiro M, Ciborowski P, Reinacher M, Pulverer G, Klenk H, Rott R. 1987. Synergistic role of staphylococal proteases in the induction of influenza virus pathogenicity. *Virol.* 157: 421-430.

- Yang F, Wang J, Jiang L. 2013. A fatak case caused by novel *H7N9 avian influenza A virus* in China. *Emerg. Microb. Infect.* 2: 19.

- Weiss W, Brown J, Cusak S, Paulson J, Skehel J, Wiley D. 1988. Structure of the *influenza virus* hemagglutinin complexed with its receptor, sialic acid. *Nature* 333: 426-431.

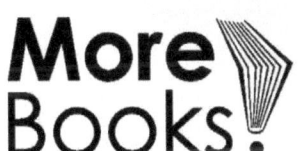
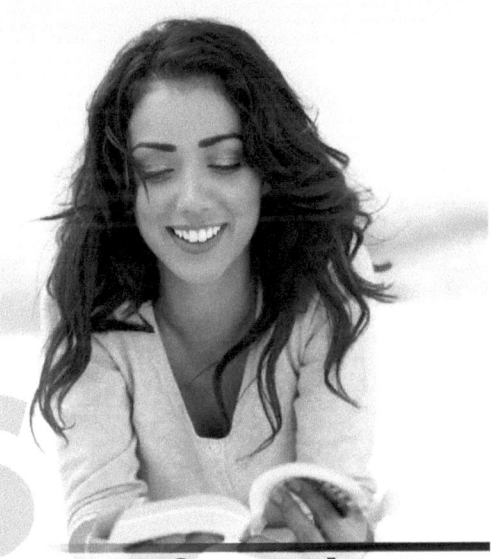
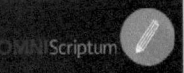

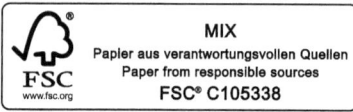

Printed by Books on Demand GmbH, Norderstedt / Germany